ÉTUDES
CHIMIQUES ET TOXICOLOGIQUES
SUR
LA MORPHINE

SUIVIES

D'OBSERVATIONS SUR SON PASSAGE DANS L'ÉCONOMIE ANIMALE

Lues à l'Académie impériale de Médecine le 11 juin 1861

PAR

M. JULES LEFORT

PARIS
IMPRIMERIE DE PILLET FILS AINÉ
RUE DES GRANDS-AUGUSTINS, 5.

1861

ETUDES

CHIMIQUES ET TOXICOLOGIQUES

SUR LA

MORPHINE

SUIVIES D'OBSERVATIONS SUR SON PASSAGE DANS L'ÉCONOMIE ANIMALE

§ Ier.

S'il est en médecine et en chimie des questions qui méritent de fixer d'une manière spéciale l'attention des observateurs, ce sont celles qui se rapportent à l'action sur l'économie animale, et à la recherche au point de vue médico-légal, des alcalis végétaux. En effet, quelques-unes de ces substances, surtout celles comprises parmi les poisons narcotiques et narcotico-âcres, ont, dans leur mode d'action, des ressemblances parfois si frappantes, que les symptômes morbides laissent dans l'esprit un doute qui s'accroît encore par les difficultés d'isoler avec certitude ces poisons des matières qui les renferment.

De tous les alcalis végétaux dont on a pu le mieux déterminer les effets physiologiques et préciser les réactions chimiques, la morphine occupe le premier rang : d'abord parce qu'on lui attribue la plupart des propriétés actives et vénéneuses de l'opium, ensuite parce que les empoisonnements sont beaucoup plus fréquents avec cette base qu'avec toutes ses congénères.

Des expériences nombreuses exécutées avec beaucoup de soin tant en France qu'en Belgique, démontrent que les alcalis végétaux nettement définis, comme la morphine, peuvent résister sans altération aucune à la putréfaction la plus active et la plus prolongée des matières animales, pendant la décomposition cadavérique par exemple. Cette propriété a, en médecine légale, une importance très-grande en ce qu'elle permet à l'analyste de rechercher avec succès le poison partout où il est engagé en proportion un peu notable. Pour arriver à ce but, deux modes généraux ont été indiqués.

Le premier, le plus sûr, sans contredit, mais le plus difficile et le plus délicat, ainsi que nous le verrons tout à l'heure, consiste à obtenir la morphine aussi pure que possible, afin qu'on puisse constater par sa forme cristalline, sa solubilité dans les divers véhicules, et enfin par ses réactions avec différents agents chimiques, toutes ses propriétés physiques et chimiques. Le second, plus exclusivement chimique, est basé sur les colorations particulières que certains réactifs communiquent à cet alcaloïde lorsqu'il est en solution : telles sont les colorations rouges que les liqueurs concentrées acquièrent au contact des acides nitrique et iodique, et la coloration bleue que développent les sels de sesquioxyde de fer.

La séparation de la plus grande partie, sinon de la totalité de la morphine contenue dans des matières de vomissements, de l'estomac, des aliments ou des liquides suspects, est le point le plus important de la question que nous abordons ; car de la direction imprimée à ce genre d'opération dépend tout le succès des expériences à entreprendre ultérieurement.

La morphine est d'une si grande solubilité dans l'alcool concentré que sa séparation serait toujours très-facile si, dans les matières animales et autres qui la contiennent, il ne se trouvait pas également des substances plus ou moins solubles dans ce véhicule, et qui ont le grave inconvénient de colorer les solutions alcooliques.

En ce qui concerne d'abord la décoloration des solutions alcooliques, nous partageons l'avis de quelques médecins légistes qui repoussent l'emploi du charbon animal comme retenant avec opiniâtreté une certaine partie du poison qu'on recherche. En mélangeant un décigramme de morphine pure et dissoute dans l'alcool avec 100 grammes de noir animal parfaitement lavé, nous n'avons pu la retirer en totalité, même après cinq traitements successifs du charbon par l'alcool concentré, tantôt froid, tantôt tiède.

M. Stas, auquel la chimie toxicologique est redevable d'observations très-importantes, a indiqué un mode général de séparation des alcalis organiques sur lequel nous devons insister un moment parce qu'il est loin d'avoir, en ce qui concerne la recherche de la morphine, le degré d'exactitude que lui suppose son auteur.

M. Stas dit avoir observé que les bases organiques solides et fixes telles que la *morphine*, la *codéine*, la *strychnine*, etc., etc., maintenues à l'état de liberté et de solution dans un liquide, peuvent être enlevées par l'éther, quand ce dernier est en quantité suffisante.

D'après cela, pour retirer un alcaloïde d'une matière suspecte, le seul problème à résoudre consisterait à éliminer les substances étrangères et à trouver ensuite une base qui, tout en rendant l'alcaloïde libre, le maintienne néanmoins en solution, afin que l'éther puisse l'enlever à la solution alcaline. Pour séparer les matières étrangères, M. Stas se sert alternativement d'eau et d'alcool à différents états de concentration, et dans les liqueurs filtrées il ajoute de l'acide tartrique ou de l'acide oxalique, mais de préférence de l'acide tartrique, afin de dissoudre l'alcaloïde à l'état de sel acide. On chauffe le mélange à 70 ou 75°; on jette le tout sur un filtre, on lave le dépôt avec de l'alcool concentré et on fait évaporer la solution alcoolique soit dans le vide, soit à l'aide d'un fort courant d'air dont la température ne peut être supérieure à 35°.

Le résidu acide est introduit dans un petit flacon-éprouvette, on y ajoute peu à peu une solution de potasse ou de soude caustique, et ensuite quatre ou cinq fois son volume d'éther; on agite et on abandonne au repos. On décante l'éther et on l'expose dans un lieu bien sec à l'évaporation spontanée.

Disons tout de suite qu'on est surpris de trouver parmi les

alcaloïdes cités par M. Stas la morphine, que tous les chimistes savent être d'une insolubilité presque complète dans l'éther. Pour mettre ce fait dans toute son évidence, nous avons dissous $0^{gr},1$ d'acétate de morphine dans de l'eau acidulée par l'acide tartrique (1 gramme d'acide et 10 grammes d'eau), et la solution, sursaturée par un léger excès de potasse caustique, a été versée dans un flacon contenant 60 grammes d'éther sulfurique. Après plusieurs jours de contact, et après un grand nombre d'agitations, afin de permettre à l'alcaloïde de se dissoudre en totalité dans l'éther, nous avons décanté ce liquide, qui a été ensuite évaporé jusqu'à siccité à l'air libre. Or il n'est resté comme résidu qu'une trace insignifiante de morphine. Au contraire, en opérant avec la solution alcaline, nous y avons retrouvé toute la morphine.

D'après cette expérience, que nous avons répétée à plusieurs reprises, nous sommes amené à conclure que le procédé de M. Stas, excellent lorsqu'il a pour but de séparer les alcaloïdes solubles dans l'éther, n'est pas applicable à la recherche de la morphine (1).

Quelques auteurs ont posé en principe que, dans les expertises juridiques, l'on ne pouvait *affirmer* la présence de la morphine que lorsqu'on l'avait retirée des matières suspectes dans un assez grand état de pureté, afin qu'on pût la caractériser au point de vue de ses propriétés physiques, c'est-à-dire par sa

(1) Ce mémoire était lu le 11 juin 1861 à l'Académie de médecine lorsque parut dans les *Archives générales de médecine* (nº de juin 1861) un travail de M. O. Reveil, intitulé : *Sur les progrès récents de la toxicologie et ses tendances actuelles.*

Dans ce travail, M. Reveil s'exprime ainsi : « Nous devons dire, dès à présent, que la méthode de M. Stas nous a donné d'excellents résultats, si ce n'est toutefois lorsqu'il s'agit de la recherche de la morphine; sur ce point, nous différons d'avis avec le savant professeur de Bruxelles, et nous croyons que les expériences que nous ferons connaître prouveront surabondamment ce que nous avançons. »

Nous étions loin de nous douter qu'à notre insu nos expériences trouvaient une confirmation aussi prompte.

couleur, sa saveur, et principalement par la forme de ses cristaux.

Cette épreuve serait en effet décisive, surtout si à tous ces caractères venaient se joindre les réactions chimiques que la morphine présente avec certains agents; mais il ne faut pas oublier que le problème n'est presque jamais aussi simple. Le plus souvent, pour ne pas dire toujours, la morphine, que l'on a intérêt à isoler, se trouve engagée en proportion minime dans une grande quantité de matières de vomissements, de l'estomac, des intestins, et enfin dans des aliments et des liquides qui sont tous le plus ordinairement colorés et renfermant presque tous des matières solubles dans les mêmes véhicules que ceux qui dissolvent la morphine; en un mot qui accompagnent le poison dans toutes les opérations qu'on lui fait subir pour l'isoler et pour le purifier. C'est alors que les réactions chimiques, lorsqu'elles sont appliquées avec discernement, viennent, par le concours de leurs témoignages, lever la plupart des difficultés et permettre à l'expert de se prononcer sinon avec une certitude absolue, du moins avec une grande probabilité sur la présence ou sur l'absence du poison suspecté.

Nous n'entrerons pas ici dans le détail des opérations qu'il convient d'exécuter pour isoler la morphine des matières dans lesquelles on la soupçonne. Tout agent chimique qui précipitera complétement les substances albuminoïdes, graisseuses, etc., et qui laissera l'alcaloïde à l'état soluble peut être employé, et c'est à l'expert de savoir si l'acétate de plomb doit être préféré au nitrate d'argent, ou au contraire au tannin. Nous reconnaissons néanmoins que dans la grande majorité des cas le nitrate d'argent, conseillé par M. Devergie, est, de tous les réactifs indiqués dans cette circonstance, celui qui précipite le mieux les matières animales et qui décolore presque complétement les solutions et les décoctions suspectes.

Nous avons dit précédemment que la morphine avait pour caractères chimiques essentiels de se colorer en rouge par l'acide nitrique et par l'acide iodique, et en bleu par le perchlorure de fer : examinons le degré de sensibilité de chacune de ces réactions.

MORPHINE ET ACIDE NITRIQUE.

Tous les chimistes savent que lorsque la morphine cristallisée, en poudre ou en dissolution concentrée, est traitée par l'acide nitrique, il se développe une belle coloration rouge de sang qui a été considérée pendant longtemps comme propre à l'alcaloïde de l'opium. Mais on sait aussi que d'autres alcalis organiques se comportent avec l'acide nitrique de la même manière, surtout si on fait intervenir l'acide sulfurique.

Dans une note intitulée : *Sur les phénomènes de coloration que présentent les alcalis végétaux au contact des corps oxydants* (1), nous avons déjà fait ressortir toutes les incertitudes qui pouvaient résulter, pour un expert, de l'emploi de l'acide nitrique, attendu que la brucine et la strychnine impures se coloraient de la même manière que la morphine, et que les colorations devenaient encore apparentes, même dans des liqueurs étendues, si à l'acide nitrique on ajoutait de l'acide sulfurique.

La réaction de l'acide nitrique ne peut donc avoir de la valeur qu'à la condition de confirmer d'autres caractères plus sûrs et plus sensibles.

MORPHINE ET SELS DE SESQUIOXYDE DE FER.

C'est à M. Robinet que l'on doit la découverte de la réaction si caractéristique des sels ferriques sur la morphine. En effet, si on mélange de la morphine et du perchlorure de fer, tous les deux en solutions concentrées, il se développe immédiatement une très-belle couleur d'un bleu foncé qui, d'après Pelletier, provient de la combinaison de la morphine suroxydé avec du

(1) *Revue scientifique et industrielle*, t. XVI, 1844, p. 355.

protoxyde de fer; en un mot un morphite de fer, qui devient d'un bleu très-intense en s'unissant à l'eau. Ce qui prouve qu'il en est ainsi, c'est que la coloration bleue s'affaiblit beaucoup avec le temps, et qu'elle reparaît si on verse dans le mélange, et peu à peu, une petite quantité d'eau.

Voici les expériences que nous avons faites à ce sujet :

Lorsque le sel de fer est en excès par rapport à la morphine et que la solution est un peu étendue, la coloration, d'abord bleu foncé, ne tarde pas à passer à la coloration verte par suite de l'union du ton jaune propre au réactif avec le ton bleu du morphite de fer déjà formé.

Nous avons observé qu'une solution aqueuse de morphine au dixième donnait avec le perchlorure de fer une coloration bleue très-prononcée.

Dans une solution au centième, le sel ferrique développe encore une teinte bleue, mais déjà moins caractéristique.

A 1/300e de dilution, la morphine et le sel de fer donnent une solution verte excessivement pâle, et déjà il est difficile d'affirmer que la réaction appartient bien réellement à la morphine.

Enfin, à 1/400e de dilution, la morphine et le sel ferrique n'occasionnent plus de teinte verte : le liquide conserve seulement une teinte jaunâtre due au perchlorure de fer.

Il résulte de ce qui précède, ainsi du reste que l'a fait très-bien observer M. Robinet, que pour obtenir la coloration bleue propre au morphite de fer, il est indispensable que la morphine soit en solution aussi concentrée que possible, et mieux encore en poudre; c'est ce que nous réalisons, ainsi que nous le dirons plus loin, au moyen du papier sans colle sur lequel nous fixons à l'état solide, et en couche excessivement mince, toute la morphine dissoute dans un liquide quelconque.

MORPHINE ET ACIDE IODIQUE.

En 1830, Sérullas a annoncé le premier que toutes les fois qu'on versait dans une solution d'un sel de morphine de l'acide iodique ou un iodate acide, la liqueur se colorait sur-le-champ en rouge en même temps que l'iode était mis en liberté. Comme ce chimiste avait observé qu'aucun autre alcali végétal ne produisait une réaction semblable, il a proposé de se servir d'acide iodique pour déceler la morphine. Ainsi, d'après Sérullas, l'acide iodique était susceptible de faire reconnaître facilement la morphine dans des liqueurs qui n'en contiennent que $0^{gr.},001$.

M. Liebig a confirmé plus tard l'extrême sensibilité de la réaction signalée par Sérullas, et il a constaté que l'acide iodique déterminait encore une coloration jaune dans un liquide contenant seulement $1/7000^{e}$ de morphine.

Mais l'indication de plusieurs substances d'origine animale se comportant avec l'acide iodique comme la morphine, ne permit plus aux toxicologistes d'attribuer une confiance aussi grande à ce phénomène de coloration, c'est-à-dire à la décomposition de l'acide iodique. MM. Laroque et Thibierge ont montré, par exemple, que cet acide était détruit par le caséum, la fibrine, l'albumine, l'urée, le gluten, le décocté de l'estomac, plusieurs liquides organiques, l'urine, la salive, le sérum du sang, etc.

Personne n'ignore, en effet, que les éléments de l'acide iodique possèdent une mobilité très-grande, et qu'un certain nombre de substances, tant végétales qu'animales, agissant comme corps réducteurs, ont la propriété de mettre de l'iode en liberté, métalloïde si facilement reconnaissable à son odeur propre et à sa combinaison avec l'amidon. Mais la morphine se comporte-t-elle avec l'acide iodique *absolument* de la même manière qu'avec les substances dont nous avons rappelé les noms? Telle est la question que nous allons aborder maintenant.

En 1836, Pelletier, poursuivant ses belles recherches sur les alcalis végétaux, a montré que la strychnine, la brucine, la cinchonine, la quinine et la codéine pouvaient s'unir à l'acide iodique et former des sels définis, tandis que la morphine se comportait d'une manière tout à fait différente.

Ainsi lorsqu'on mélange deux solutions contenant, l'une de

la morphine, l'autre de l'acide iodique, le premier effet consiste dans la coloration du liquide, et de l'iode est mis en liberté. L'oxygène de l'acide se porte sur les éléments de la morphine, probablement sur de l'hydrogène, et il se produit une matière rose ayant quelque analogie, du moins Pelletier le suppose, avec celle que l'acide nitrique concentré donne avec le même alcaloïde. Mais l'iode libre réagit ensuite sur la substance rose, s'y dissout peu à peu, comme dans un alcali, et donne naissance à une matière brune orangée qui renferme en outre de l'iodoforme. La réaction de l'acide iodique sur la morphine n'a donc pas pour effet, ainsi qu'on pourrait le supposer *a priori*, de fournir seulement de l'oxygène à l'alcaloïde et de laisser précipiter tout son iode, comme on l'observe avec d'autres matières organiques. Ce qui prouve qu'il en est ainsi, c'est qu'en enlevant l'iode libre par de l'amidon en excès, on obtient une liqueur presque aussi colorée qu'auparavant, et que l'ammoniaque fait passer à une teinte encore plus foncée.

Tous les efforts tentés par Pelletier n'ont pu aboutir a faire connaître la nature intime de la substance colorée qui se forme dans cette circonstance : et c'est en tâchant d'être plus heureux que cet illustre savant que nous avons été mis sur la voie d'une réaction qui permet de découvrir des traces excessivement minimes de morphine, et par un moyen beaucoup plus sensible et plus sûr que la plupart de ceux connus jusqu'à ce jour.

Voici sur quelles bases repose cette nouvelle réaction :

1° *Lorsque les matières organiques décomposent l'acide iodique, l'iode mis à nu est le plus souvent absorbé par l'ammoniaque caustique, et le mélange se décolore complétement* (1).

(1) Nous avons montré ailleurs (*Revue scientifique et industrielle*, t. XVI, 1844) que plusieurs alcaloïdes importants, tels que la brucine, la strychnine et la narcotine, qui ne rougissent pas lorsqu'on les traite par l'acide iodique, développaient au contraire des colorations rouges si on faisait intervenir, en

2° *Au contraire, la morphine, qui se décompose par l'acide iodique en se colorant en rouge ou en brun, acquiert une intensité de coloration beaucoup plus grande si on y ajoute de l'ammoniaque caustique.*

Voici quelques expériences qui montrent le degré de sensibilité de cette dernière réaction :

Une solution aqueuse de morphine au centième se colore en jaune très-foncé par l'acide iodique, et cette teinte passe tout de suite au jaune-brun très-foncé par l'addition de l'ammoniaque.

Une solution de morphine au millième est colorée en jaune citron un peu rougeâtre par l'acide iodique, et le mélange acquiert la teinte du vin d'Alicante si on y ajoute ensuite de l'ammoniaque.

Avec une solution au dix-millième, l'acide iodique ne produit qu'une coloration jaunâtre à peine appréciable ; mais si on ajoute ensuite quelques gouttes d'ammoniaque, la teinte jaune devient très-apparente.

Nous n'irons pas plus loin pour prouver l'extrême sensibilité de la réaction que nous signalons dans ce mémoire : on conçoit en effet qu'il est toujours facile de concentrer les liqueurs qui renferment de la morphine, afin de permettre aux

outre, l'acide sulfurique. Des expériences nous ont prouvé depuis que presque tous les alcalis végétaux connus se comportaient avec les acides iodique et sulfurique de la même manière que les alcalis végétaux cités plus haut ; mais on remarque aussi que l'addition ultérieure de l'ammoniaque donne des résultats tout à fait différents qu'avec la morphine. Tantôt il y a une décoloration complète, tantôt la teinte rose persiste, mais rarement elle s'exalte avec l'ammoniaque. C'est seulement avec la narcotine, la thébaïne et la narcéine que nous avons vu le mélange acide passer de la teinte rose pâle très-peu stable, à la teinte rose foncée lorsque nous y ajoutions de l'ammoniaque : mais nous avons reconnu ensuite que ces substances étaient toutes imprégnées d'une petite quantité de morphine. On comprend, du reste, que rien n'est plus facile, dans des analyses de ce genre, d'éviter la présence de l'acide sulfurique libre.

réactifs de réagir sur elle d'une manière plus profonde et plus apparente (1).

Au lieu de verser l'acide iodique et l'ammoniaque dans les solutions aqueuses ou alcooliques de morphine, nous obtenons l'alcaloïde à l'état solide de la manière suivante :

Nous plaçons la solution de morphine dans une capsule de porcelaine à fond plat, et nous y trempons une ou plusieurs bandelettes de papier à filtrer très-blanc que nous faisons sécher ensuite au bain-marie ou à une certaine distance d'un foyer. Lorsque le papier est sec, nous le trempons de nouveau dans la solution de morphine et nous en opérons la dessiccation comme précédemment. On arrive ainsi, par des immersions et des dessiccations successives, à faire absorber par une bandelette de papier une assez grande quantité de liquide, et la morphine se trouve, à la fin de l'opération, fixée à l'état solide sur le papier. L'acide nitrique, le perchlorure de fer et enfin l'acide iodique et l'ammoniaque permettent de découvrir, d'une manière très-sûre et très-facile, les réactions propres à l'alcaloïde qui nous occupe en ce moment.

Voici le résumé de quelques expériences que nous avons faites à ce sujet :

Si on dissout 1 milligramme de morphine dans 4 grammes l'eau distillée, et si on verse dans la solution quelques gouttes d'acide iodique, on obtient une coloration jaune très-claire qui passe au jaune serin par l'addition de l'ammoniaque.

Une solution semblable, essayée par le perchlorure de fer et par l'acide nitrique, ne donne lieu à aucune réaction apparente.

(1) Cette observation peut être mise à profit pour distinguer d'une manière très-sûre et très-prompte le sirop de morphine du sirop de codéine qui, nous le disons ici à regret, ont été donnés l'un pour l'autre dans quelques pharmacies. Avec le sirop de morphine du Codex et l'acide iodique, il se développe une coloration jaune claire qui passe au jaune brunâtre par l'addition de l'ammoniaque, et cependant ce sirop contient seulement $\frac{1}{2,500}$ d'alcaloïde. Le sirop de codéine traité de la même manière ne subit aucun changement.

Mais si on fixe la même quantité d'acétate de morphine dissoute également dans 4 grammes d'eau, et si on fait absorber la solution par un carré de papier de 4 centimètres, on remarque que l'acide iodique et l'ammoniaque colorent le papier en jaune très-foncé, le perchlorure de fer en bleu verdâtre clair et l'acide nitrique en rose.

L'emploi du papier sans colle pour fixer la morphine à l'état solide présente un autre avantage au point de vue des expertises juridiques, c'est de pouvoir conserver en quelque sorte le corps du délit, modifié il est vrai par les agents chimiques. Ainsi, lorsque la morphine a été colorée par l'acide iodique et l'ammoniaque, la substance rose ou brune, qui est comme imprimée sur le papier, peut se conserver pendant très-longtemps sans altération.

Quant à la combinaison de la morphine avec le sesquioxyde de fer, il est également très-facile de la fixer par le même moyen sur le papier sans colle; mais au lieu d'être bleue ou bleu verdâtre, comme dans les solutions, elle est d'un vert d'autant plus prononcé que l'alcaloïde est en plus grande quantité par rapport au sel ferrique; si au contraire c'est le réactif qui domine ou s'il est en solution trop concentrée, les taches sont d'un vert jaunâtre.

Cette réaction est d'autant plus importante qu'aucun autre alcali végétal connu jusqu'à ce jour ne se comporte avec les sels de sesquioxyde de fer de la même manière que la morphine. D'une autre part, la combinaison bleue ou verte en présence d'une quantité d'eau, même minime, est très-éphémère : au contraire, si on la fixe sur le papier, elle peut se conserver pendant très-longtemps sans que sa teinte s'affaiblisse d'une manière sensible.

§ II.

L'extrême facilité avec laquelle l'acide iodique et l'ammoniaque accusent des traces impondérables de morphine dans un liquide quelconque, nous a fourni l'occasion de contrôler certains faits encore obscurs concernant le passage de cet alcaloïde dans l'économie animale.

Les exemples de tolérance, à dose relativement élevée, de l'opium et de ses préparations, abondent dans la science, et tout le monde connaît l'usage déplorable que certaines populations de l'Orient font de ce suc végétal. La physiologie a pu puiser dans l'action spéciale de l'opium sur l'économie des faits très-importants, sans doute, mais que nous devons passer ici sous silence, parce qu'ils n'appartiennent pas à notre domaine et qu'ils importent peu au sujet que nous abordons dans ce mémoire.

Les observations qui se rapportent à l'usage interne de la morphine ont toujours été relevées avec soin, parce qu'elles intéressent tout à la fois la physiologie, la médecine légale et la chimie analytique. A tous ces points de vue, la question mérite de fixer toute notre attention.

Il est assez généralement admis que la morphine ou ses sels introduite dans l'économie est absorbée, et que, passant dans le torrent de la circulation, elle fait sentir aussitôt son influence sur le système nerveux ; on admet encore que cette base organique, comme le curare, la quinine et la strychnine, ne subit ainsi aucune décomposition, du moins apparente, et qu'elle ne fait que traverser l'organisme, d'où elle est bientôt éliminée.

A côté de la morphine, de la quinine et de la strychnine, il existe d'autres substances composées des mêmes éléments, ou à peu près, aussi réfractaires à l'action de certains agents chimiques, souvent indécomposables par les ferments (putréfaction), et qui cependant, introduites dans l'économie, y subissent des métamorphoses profondes; nous citerons, par exemple, la salicine, qui se transforme en saligénine, hydrure de salicyle, et en acide salicylique; l'acide benzoïque en acide hyppurique. On sait encore que la théobromine, l'allantoïne, l'alloxantine, l'amygdaline, l'asparagine, la phlorhyzine ne se retrouvent plus dans les urines, ainsi que les matières colorantes et odorantes telles que le camphre, les résines, les huiles empyreumatiques, le musc, l'alcool, l'éther, la cochenille, le tournesol, la chlorophylle et la matière colorante de l'orcanète (1).

Pendant son transport dans le torrent circulatoire, et après son passage à travers les reins, la morphine conserve-t-elle toutes les propriétés qui la caractérisent au point que sa présence dans le sang et dans l'urine ne soit pas l'objet d'un doute? Telle est la question qui, il faut bien le reconnaître, n'a pas encore été résolue d'une manière certaine. Si, en effet, on relève les observations des auteurs qui se sont livrés à la recherche de la morphine dans le sang et dans l'urine des hommes et des animaux intoxiqués par cet alcaloïde, on arrive aux résultats les plus contradictoires, ainsi que nous allons le montrer.

Barruel a constaté le premier que les urines et le sang d'un individu empoisonné par l'opium donnaient avec l'acide nitrique une coloration jaune orangée, qui se rapprochait sensiblement de celle produite par l'acide nitrique et la morphine.

Lassaigne n'a pas retrouvé d'acétate de morphine dans le sang d'un chien saigné douze heures après l'ingestion de deux grammes de ce poison dans la veine crurale.

Il en a été de même, d'après ce chimiste, à l'égard du sang d'un cheval, tiré de la veine jugulaire opposée à celle par laquelle un gramme cinquante centigrammes d'acétate de morphine avaient été injectés cinq quarts d'heure auparavant. Cette dernière expérience, répétée de la même manière, avec

(1) Lehmann, *Précis de Chimie physiologique animale.* Paris, 1855, p. 235.

cette différence qu'on a tiré du sang sur un cheval dix minutes après l'injection, a présenté au contraire des traces sensibles du poison. Ce qui prouve, dit Lassaigne, qu'avec le temps, lorsque l'animal peut résister à l'action du poison, celui-ci est décomposé ou expulsé.

Orfila n'a pu constater la présence de la morphine dans le sang de trois chiens qui en avaient pris soixante, soixante-quinze ou quatre-vingt-dix centigrammes, tandis qu'il en avait trouvé dans l'urine d'un de ces animaux.

M. Dublanc a annoncé qu'il n'avait pu déceler l'existence de l'acétate de morphine dans le sang et dans les urines d'une personne habituée à en prendre chaque jour en assez grande quantité.

M. Peligot, analysant l'urine d'un malade qui prenait chaque jour un gramme d'opium, n'a pu y reconnaître la plus légère trace de morphine.

M. Devergie a également obtenu un résultat négatif avec l'urine d'un diabétique, auquel on administrait chaque jour soixante centigrammes d'extrait d'opium.

Au contraire, M. Bouchardat a trouvé de la morphine dans l'urine d'un malade qui, par l'habitude, était arrivé à prendre un gramme d'extrait d'opium par jour. Ce chimiste a également constaté la présence de cet alcaloïde dans l'urine d'un homme qui s'était empoisonné en avalant vingt grammes de laudanum de Sydenham.

M. Flandin, opérant avec l'urine d'un singe qui prenait chaque jour deux grammes de sel de morphine, sans en éprouver d'autre effet qu'une certaine agitation et de longues heures de sommeil, en a retiré des quantités très-notables de morphine. Nous rappellerons, en passant, que certains animaux, tels que les chiens, les chats et surtout les singes, présentent pour l'opium et ses dérivés une immunité que l'on ne retrouve pas toujours chez les opiophages et chez les individus habitués depuis longtemps à prendre des doses élevées de morphine.

La recherche de la morphine dans le sang, et surtout dans

l'urine, est-elle donc entourée de telles difficultés pour que des auteurs aussi compétents que ceux que nous venons de nommer aient pu se méprendre sur les résultats qu'ils ont obtenus? ou bien la morphine, avant de pénétrer dans les reins, se détruirait-elle en totalité ou en partie, suivant que l'économie y est en quelque sorte habituée, ou, au contraire, que celle-ci ne reçoit le poison que fortuitement (1)?

Les deux observations qui suivent serviront peut-être un jour à soulever une partie du voile qui couvre encore ces questions. Pour le moment nous devons nous borner à relater les faits tels qu'ils se sont présentés à nous.

1° Dans le numéro du 22 décembre 1860 de la *Gazette des Hôpitaux*, M. le docteur Delfrayssé, de Pradines, près Cahors (Lot), a fait connaître un cas de tolérance de la morphine d'autant plus intéressant qu'il lui est tout à fait personnel.

Cet honorable praticien annonce d'abord qu'étant sujet de-

(1) Nous rappellerons ici que d'après M. Claude Bernard le curare conserve ses terribles propriétés après avoir échappé aux forces digestives et assimilatrices.

La strychnine, qui agit d'une manière beaucoup plus prompte que la morphine, a été reconnue par beaucoup d'observateurs dans l'urine, le sang, le foie et les viscères des animaux qui avaient pris de 5 à 10 centigrammes de cet alcaloïde.

M. Taylor, dans un procès célèbre, a posé des conclusions un peu différentes. D'après ce savant professeur, la strychnine introduite dans l'organisme en petite quantité peut se détruire dans le sang au point de n'être plus décelée par les réactifs : au contraire, si le poison est administré en grande quantité, il y a conservation d'une partie en excédant de ce qui est nécessaire pour la destruction de la vie, et alors les réactifs peuvent la reconnaître facilement.

M. le docteur Ambroise Tardieu, dans un important mémoire sur la strychnine, a combattu l'opinion du docteur Taylor. « Ce qui demeure démontré, dit-il, c'est que quel que soit l'état dans lequel la strychnine se trouve dans les organes, absorbée ou non, elle peut être retrouvée, à moins qu'elle ne soit en quantité trop minime. Cette difficulté, qui tient à la dose du poison, existe pour celui-ci comme pour tous les autres, et il est difficile de dire à quel chiffre précis la recherche cesse d'être possible. » (*Mémoire sur l'empoisonnement par la strychnine*, contenant la relation médico-légale complète de l'affaire Palmer, par le docteur Ambroise Tardieu. Paris, 1857.)

puis vingt-six ans à de violentes migraines, il n'a pas consommé moins de neuf kilogrammes de morphine dans cet espace de temps. Mais pour obtenir de cet agent un effet toujours identique, il a été obligé d'augmenter peu à peu les doses; ainsi, après avoir débuté par 4 ou 5 centigrammes à la fois, et cela avec beaucoup de circonspection, il a pu, dit-il, en ingérer 50 ou 60 centigrammes par jour pour produire la même impression et le même résultat.

M. Delfrayssé, qui a bien voulu nous renseigner à cet égard avec un empressement dont nous lui savons infiniment de gré ici, nous a appris que depuis la rédaction de sa note publiée dans la *Gazette des Hôpitaux*, c'est-à-dire depuis deux ans environ, il avait élevé considérablement la dose de morphine; ainsi il prend actuellement 1 gramme environ d'hydrochlorate de morphine par jour et rien ne peut, dit-il, le dégoûter de ce précieux alcaloïde, auquel il doit une excellente santé.

Sur notre demande, M. Delfrayssé nous a fait parvenir deux litres de son urine rendue, une partie dans la nuit du 5 au 6 février dernier, l'autre partie dans la journée du 5 du même mois.

L'urine de la nuit est d'un jaune citron prononcé, celle du jour d'un jaune clair.

Malgré le temps écoulé depuis leur émission (trois ou quatre jours), ces deux variétés d'urine, lorsque nous les avons reçues, étaient à peine troubles et elles rougissaient sensiblement le papier bleu de tournesol. Ce dernier caractère est assez digne de remarque, car on ne l'observe pas dans les urines normales qui sont rendues depuis plusieurs jours : leur odeur, en effet, se rapproche tout à fait de l'urine récente, et non de l'urine dans laquelle la fermentation ammoniacale a commencé de se produire.

Disons tout de suite que l'analyse de ces urines nous a fourni 'explication de cette espèce d'anomalie : On sait que certaines substances, telles que le sublimé corrosif, le nitrate d'argent, l'oxyde de mercure, les huiles essentielles, les acides sulfureux et pyroligneux entravent la fermentation; nul doute que la morphine existant en quantité notable dans l'urine de M. Delfrayssé ne se comporte de la même manière que ces substances.

Cette urine est évaporée au huitième de son volume dans un bain-marie, et après l'avoir acidulée au moyen de l'acide acétique, nous la filtrons et nous l'essayons par le perchlorure de fer, par l'acide nitrique, par l'acide iodique, et enfin par l'ammoniaque.

Le perchlorure de fer et l'acide nitrique ne donnent pas de réactions apparentes.

L'acide iodique, dans l'urine du jour comme dans l'urine de la nuit, donne d'abord une coloration jaune vive et le mélange répand une odeur prononcée d'iode. Par l'addition de l'ammoniaque, cette coloration passe au rouge, indice certain pour nous de la présence d'une quantité notable de morphine. Mais comme on doit s'y attendre, cette coloration est plus sensible avec l'urine de la nuit qu'avec celle du jour.

Une fois l'existence de la morphine mise hors de doute dans l'urine, il fallait encore tâcher de l'isoler afin d'en évaluer la proportion d'une manière très-approximative. Mais plusieurs difficultés se sont offertes, et quoique nous ne soyons pas arrivé à cet égard à des résultats aussi satisfaisants que nous l'eussions désiré, nous ne décrirons pas moins les moyens que nous avons mis en usage pour obtenir la morphine en nature.

Les chimistes savent qu'à part l'eau distillée tous les véhicules ordinaires, tels que l'alcool, l'éther et le chloroforme, se comportent avec l'urée de la même manière qu'avec la morphine. Il en résulte que l'urée est le principe qui ne permet pas de séparer nettement des petites quantités de morphine dissoutes dans une grande quantité d'urine, surtout dans celle de la nuit, la plus chargée d'urée comme on sait.

Nous avions pensé que le nitrate de bioxyde de morphine légèrement alcalin, précipitant totalement l'urée de ses dissolutions, ainsi que l'a montré M. Liebig, pourrait laisser la morphine en solution. Cette supposition était exacte; mais comme la morphine réduit les sels de bioxyde de mercure en présence des alcalis, et que dans la solution filtrée il y a toujours un peu de sel mercurique, il en résulte que pendant la concentration des liqueurs tout l'alcaloïde végétal se détruit, et il se précipite du mercure métallique.

Nous avons fait évaporer au bain-marie 200 centimètres cubes de l'urine du jour de M. Delfrayssé, et lorsque le liquide eut été réduit presque en consistance sirupeuse, nous l'avons délayé dans de l'eau légèrement ammoniacale afin de précipiter la morphine à l'état insoluble. Le mélange, jeté sur un filtre, a donné une solution contenant outre les sels minéraux solubles de l'urine presque toute l'urée, et un précipité qui renfermait, avec la morphine, des matières organiques de l'urine, comme de l'albumine insoluble, et de plus du sulfate et du carbonate de chaux.

Ce dépôt a été mis en digestion avec de l'alcool concentré à chaud qui a dissous surtout la morphine.

La solution alcoolique, évaporée à son tour jusqu'à siccité, ne nous a donné qu'une quantité de morphine impure dont le poids a été de 3 centigrammes et qui se comportait avec l'acide iodique et l'ammoniaque, avec l'acide nitrique et le perchlorure de fer, comme l'alcaloïde le plus pur.

Avons-nous pu ainsi isoler toute la morphine contenue dans les 200 centimètres cubes d'urine mise en expérience? Tel n'est pas notre avis. En effet, quoique cette base organique ne se dissolve que dans une très-petite partie d'eau, cependant le volume encore considérable de véhicule qu'on est obligé d'employer pour dissoudre sinon la totalité, du moins la plus grande partie de l'urée, fait qu'une proportion notable de morphine échappe à l'analyse et reste dans les eaux de lavage du précipité.

C'est la raison qui nous a empêché de rechercher si toute la morphine ingérée par M. Delfrayssé dans l'espace d'une journée, se retrouvait dans l'urine recueillie pendant le jour et pendant la nuit.

2° M. B..., employé dans l'une de nos principales administrations financières, à Paris, est atteint depuis près de vingt ans d'une affection nerveuse qui se traduit à certaines époques par des coliques extrêmement douloureuses.

Comme M. B... a reconnu que l'acétate de morphine était, de toutes les préparations de l'opium, l'agent qui avait le privilége de calmer le plus sûrement ses souffrances, il en fait quotidiennement usage. Ainsi, après avoir débuté par doses de 2 à 4 centigrammes, il est arrivé à prendre de 70 à 80 centigrammes de sel de morphine par jour, sans éprouver d'autres symptômes que ceux relatifs à l'ingestion de l'opium à dose élevée, c'est-à-dire des nausées, des envies de vomir, de la somnolence, un affaissement général, de la céphalalgie, la contraction et plus tard la dilatation outre nature des pupilles, enfin des démangeaisons sur certaines parties du corps.

Actuellement M. B... ne prend guère que de 15 à 20 centigrammes de sel de morphine par jour lorsqu'il est en état de santé : ce n'est que lorsqu'il prévoit un nouvel accès de sa maladie qu'il élève la dose à $0^{gr},50$.

A deux reprises différentes, et alors qu'il prenait 15 centigrammes d'acétate de morphine par jour, M. B... nous a remis une grande quantité de son urine de la nuit, que nous avons fait évaporer au dixième de son volume avec une petite quantité d'acide acétique. Le mélange acide jeté sur un filtre, et la solution essayée d'abord par l'acide iodique, nous a fourni une légère coloration rosée avec de l'iode mis à nu, caractère qui pouvait aussi bien provenir de l'action de l'acide iodique sur l'urée que sur la morphine; mais en versant ensuite quelques gouttes d'ammoniaque, et jusqu'à sursaturation de l'acide acétique, le liquide s'est troublé et s'est coloré davantage en rose.

Cette analyse nous a donc prouvé que chez M. B... la morphine ingérée avait passé, sinon en totalité, du moins en grande partie, dans les urines. Mais il fallait encore rechercher si cet alcaloïde était susceptible de passer dans la sueur.

Le sujet de cette même observation nous a permis d'entreprendre une expérience décisive à cet égard. Nous rappellerons d'abord que certaines substances, telles que l'acide benzoïque, l'acide cinnamique, l'acide tartrique et l'iodure de potassium, ont été reconnues dans la sueur des individus qui faisaient usage depuis quelque temps de ces médicaments, tandis qu'on n'y a pas retrouvé, du moins jusqu'à présent, la quinine, la salicine et le sucre de lait. Il devenait intéressant de s'assurer si la morphine faisait partie de la première ou de la seconde série de ces matières.

Nous avons fait macérer dans de l'alcool concentré et tiède les parties d'un vêtement qui, pendant un long temps et surtout à l'époque des chaleurs, avait reçu fortement le contact de la sueur des aisselles. Le tissu répandait, lorsqu'il était humecté avec l'alcool, une odeur très-pénétrante et très-caractéristique. Par suite de l'accumulation des principes odorants et fixes de la sueur, nous avons obtenu un liquide jaunâtre qui a été concentré au bain de sable sous le plus petit volume. Le résidu, essayé successivement par l'acide nitrique et par le perchlorure de fer, n'a pas indiqué les réactions propres à la morphine.

Avec l'acide iodique, nous avons observé une coloration rose qui a disparu par l'ammoniaque, Soupçonnant dans ce résidu la présence de l'urée, nous avons opéré avec une autre portion du liquide concentré, et en effet, au moyen de l'acide nitrique, il nous a été facile d'obtenir quelques cristaux définis de nitrate d'urée.

Cette seconde observation démontre donc que la morphine, même lorsqu'elle est adminstrée en petite quantité et d'une manière en quelque sorte continue, peut traverser toute l'économie et se retrouver dans l'urine, tandis que la sueur n'en contient pas de traces, du moins apparentes.

CONCLUSIONS.

Des faits consignés dans ce mémoire nous concluons :

1° Que dans aucun cas on ne doit se servir de charbon pour décolorer les liqueurs dans lesquelles on se propose de rechercher la morphine.

2° Que le mode opératoire indiqué par M. Stas pour isoler les alcalis végétaux n'est pas applicable à la morphine, celle-ci étant insoluble dans l'éther sulfurique.

3° Que la réaction de l'acide nitrique sur la morphine ne peut acquérir de la valeur qu'à la condition de corroborer d'autres résultats plus concluants.

4° Que les sels de sesquioxyde sont des réactifs très-sûrs pour découvrir la présence de la morphine, mais seulement lorsqu'elle est en poudre ou en solution concentrée.

5° Que l'acide iodique employé seul n'est pas un réactif certain pour déceler l'existence de la morphine ; mais si on ajoute ensuite de l'ammoniaque, on obtient des colorations plus intenses qui n'appartiennent qu'à cette base organique.

6° Que l'acide iodique et l'ammoniaque accusent la présence de la morphine dans un liquide qui n'en contient que $\frac{1}{100000}$.

7° Que l'emploi du papier sans colle présente l'avantage d'obtenir la morphine à l'état solide, disséminée sur une large surface, et de mettre plus en évidence les réactions qu'elle produit avec les divers agents chimiques servant à la caractériser.

8° Que la morphine, ingérée d'une manière continue et à doses variables, peut se retrouver dans l'urine, tandis que la sueur n'en présente pas de traces.

www.ingramcontent.com/pod-product-compliance
Ingram Content Group UK Ltd.
Pitfield, Milton Keynes, MK11 3LW, UK
UKHW020550230726
13925UKWH00006B/2503

9 782019 284800